lombat.

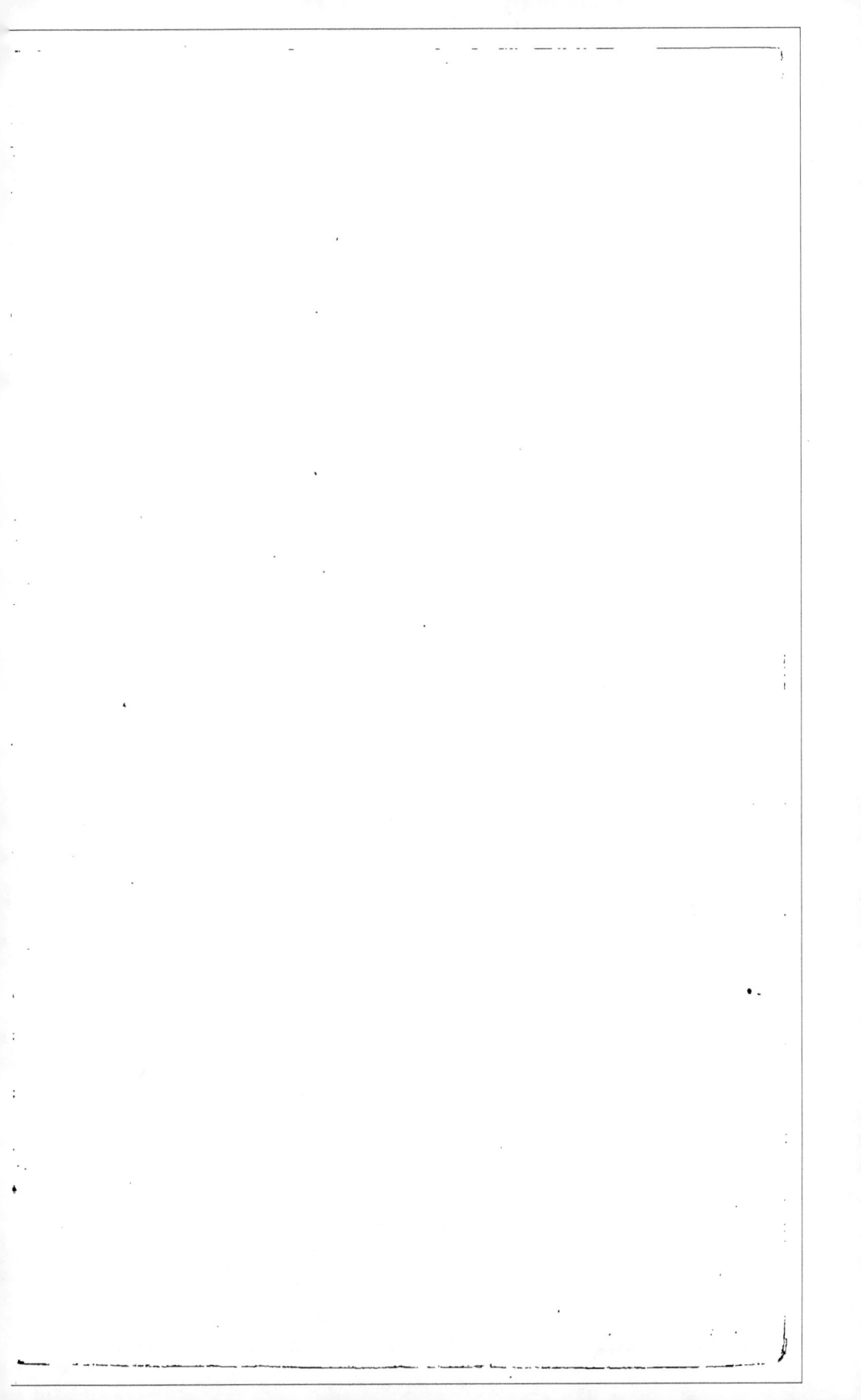

LE

MÉCANISME
DES CRIS

ET LEUR

INTONATION NOTÉE

DANS CHAQUE ESPÈCE DE DOULEURS PHYSIQUES ET MORALES.

PAR

COLOMBAT, DE L'ISÈRE,

DOCTEUR EN MÉDECINE ET FONDATEUR DU GYMNASE
ORTHOPHONIQUE DE PARIS, CHEVALIER DE LA LÉGION-D'HONNEUR,
LAURÉAT DE L'ACADÉMIE DES SCIENCES, MEMBRE DE LA SOCIÉTÉ PHILOTECHNIQUE·
DE LA SOCIÉTÉ ANATOMIQUE ET DE LA SOCIÉTÉ DES SCIENCES PHYSIQUES
ET CHIMIQUES DE PARIS,
DE CELLE DES SCIENCES DE STRASBOURG,
DU CERCLE CHIRURGICAL DE MONTPELLIER, DE LA SOCIÉTÉ
MÉDICO-CHIRURGICALE DE LYON, DE L'INSTITUT
HISTORIQUE DE FRANCE. ETC., ETC.

> . . . . combien le tendre accent
> Diffère de ce cri douloureux et perçant.
> DE PONGERVILLE, trad. de *Lucrèce*, chant V.

Paris,

IMPRIMERIE·DE MOQUET ET COMPAGNIE.

RUE DE LA HARPE, 90.

—

1840.

Ouvrages du docteur COLOMBAT de l'Isère.

TRAITÉ de tous les vices de la **PAROLE**, et en particulier du **BÉGAIEMENT**, précédé de recherches sur la physiologie de la voix, simple, modulée, articulée, le faucet, les cris et leur intonation dans chaque espèce de douleurs, la ventriloquie, l'histoire métaphysique et psychologique de la parole et du langage écrit, avec plusieurs planches, des tableaux synoptiques et des exercices orthophoniques dans les langues *française, anglaise, allemande, italienne, espagnole et latine.* 3ᵉ édition. 2 vol. in-8. Prix : 10 fr., et 12 fr. par la poste.

Nota. Cet ouvrage, traduit en plusieurs langues, a valu à l'auteur un prix de 5,000 fr., décerné par l'Académie des sciences de l'Institut de France, le 18 décembre 1833.

TRAITÉ DES MALADIES DES FEMMES et de l'Hygiène spéciale de leur sexe, 1838, 2 vol. in-8, avec figures. Prix : 14 fr.

DICTIONNAIRE HISTORIQUE ET ICONOGRAPHIQUE de toutes les opérations et des instruments, bandages et appareils de la chirurgie ancienne et moderne, servant de complément à tous les autres dictionnaires de médecine. 4 tomes in-8, avec plus de 1,500 dessins. Prix: 20 fr. Le premier tome est en vente.

TRAITÉ DES MALADIES ET DE L'HYGIÈNE des organes de la voix, ou Recherches théoriques et pratiques sur la physiologie, la pathologie, la thérapeutique et l'hygiène de l'appareil vocal. in-8, avec planches. Prix : 6 fr., et 7 fr. 50 cent. par la poste.

NOUVEAU PROCÉDÉ pour extraire la pierre de la vessie, in-8. 1829.

L'HYSTÉROTOMIE, ou l'Amputation du col de la matrice dans les affections cancéreuses, suivant un nouveau procédé. in-8, avec pl nches. 1828.

DE LA LIGATURE et de la Compression des artères. in-8. 1828.

DU BAUME DE COPAHU, sans odeur ni saveur désagréables, administré dans la blennorrhagie et la leucorrhée ou flueurs blanches. in-8. 1832.

TABLEAU SYNOPTIQUE et statistique du bégaiement, et des moyens curatifs qui conviennent à chaque variété, suivi de l'articulation artificielle de tous les sons qui arrêtent le plus souvent les bègues. in-4..

MÉMOIRE SUR L'ORIGINE psychologique et et physiologique des sons articulés in-8. 1839.

MÉMOIRE SUR L'HISTOIRE et la physiologie de la ventriloquie, 1840.

MÉMOIRE SUR LE MÉCANISME DES CRIS et leurs intonations dans chaque espèce de douleurs ; in-8 1840.

Pour paraître.

DE L'HISTOIRE PHILOSOPHIQUE DE LA MUSIQUE et de l'influence de cet art sur les passions et la santé de l'homme. Un fort volume in-8.

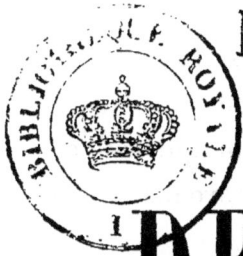

MÉMOIRE

SUR

LE MÉCANISME

DES CRIS

ET SUR LEUR

INTONATION

DANS CHAQUE ESPÈCE DE DOULEURS PHYSIQUES ET MORALES,

> . . . . . . combien le tendre accent
> Diffère de ce cri douloureux et perçant.
> DE PONGERVILLE, trad. de *Lucrèce*, chant V.

Le mécanisme de la formation des cris ne diffère pas essentiellement de celui des autres phénomènes vocaux. Il peut se rapporter tout à la fois à la formation des sons les plus graves de la voix et à celle des sons aigus du *faucet*. En général, le ton des cris est beaucoup plus intense que celui des autres émissions vocales, et il offre toujours quelque chose d'aigre, qui blesse l'oreille, et qui est susceptible de mille nuances. Ajoutés à la voix articulée, les cris forment chez l'homme une partie importante de son langage et deviennent un moyen supplémentaire de la parole, qui, quoique accidentel et temporaire, est néanmoins le plus énergique et le plus rapide pour exprimer les grands mouvements de l'âme, les sensations vives et subites, ainsi que toutes les douleurs physiques et morales. L'espèce de langage que le cri établit étant purement instinctif et naturel, se trouve, par cela même, le plus puissant de tous ; c'est lui qui nous ébranle le plus fortement et qui excite en nous les sentiments les plus vifs ; enfin, c'est lui qui seul est compris de tous les hommes, et qui provoque en eux les déterminations les plus soudaines.

Les cris et certaines inflexions vocales affectives , ayant pour cause déterminante l'état de l'âme et la sensation pénible ou agréable auxquels leur expression actuelle se rapporte, sont pour cela même éminemment propres à fixer, sur ceux qui les poussent, l'attention de ceux qui les entendent. Par le caractère de leur intonation et de leur accent distinctif, ils font connaître, de manière à ne pas les confondre, les impressions et les sentiments qu'ils sont destinés à exprimer. C'est ainsi que les cris de la douleur et ceux qui sont le résultat d'un péril imminent, etc., nous émeuvent d'une manière bien diverse : les uns inspirent la compassion, ceux-ci commandent la défensive et animent les combattants ; enfin ceux-là donnent l'épouvante et engagent à prendre la fuite. Les cris bruyants du plaisir nous rendent joyeux, tandis que les cris du désespoir nous navrent le cœur et nous remplissent de tristesse. Ceux qui résultent des douleurs physiques contribuent à les rendre plus supportables, et semblent être un mouvement salutaire de la nature qui concourt à généraliser le mal pour en diminuer l'intensité. C'est ainsi qu'une couleur s'affaiblit quand on l'étend dans un liquide. *Montaigne* a dit dans son style naïf « que les cris *évaporent* la douleur et que l'exercice de crier est *très salubre* avant le repas. » Si l'on considère l'espèce de collapsus et de soulagement qui paraît résulter des cris, on serait autorisé, jusqu'à un certain point, à les ranger parmi les antiphlogistiques et surtout parmi les contre-stimulants, d'après les partisans de la nouvelle méthode italienne.

Le cri, étant une sorte de voix commune aux hommes et aux animaux, nous offre sur ces derniers un moyen d'action et un langage qu'ils semblent mieux comprendre, parce qu'il se rapproche plus du leur. *Buffon* a remarqué que la plupart d'entre eux sont surtout émus par les cris de la douleur. On sait que les cris menaçants des bergers, non-seulement éloignent les loups des troupeaux, mais même suffisent quelquefois pour faire lâcher leur proie à ces animaux féroces.

Si, comme nous l'avons dit, chaque douleur a son intonation et son inflexion phonique particulière ; si des cris des douleurs physiques diffèrent de ceux des douleurs morales, et si les uns et les autres diffèrent entre eux selon l'expression et les sensations auxquelles ils se rapportent, il est incontestable que l'étude des cris chez l'homme peut aider les médecins à porter un diagnostic plus sûr dans certaines affections et les garantir de bien des erreurs de jugement ; il serait donc utile aux pathologistes et aux chirurgiens opérateurs d'avoir toujours présentes à l'esprit les différentes intonations de la douleur, suivant les maladies, les symptômes et le genre d'opérations.

Quoique le diapason des cris dépende du timbre

naturel de la voix, et soit, par conséquent, variable à l'infini, même chez les individus qui les profèrent dans de semblables circonstances, nous pensons qu'il n'est pas impossible d'exprimer approximativement, par des chiffres ou des signes de musique, les intervalles des doubles sons qui constituent les cris propres à chaque douleur.

Comme parmi le grand nombre de physiologistes qui se sont occupés du mécanisme de la voix, aucun n'a étudié les cris sous le même point de vue que nous, nous allons faire connaître en peu de mots quelques-unes des observations que nous avons faites, et qui, si nous ne nous abusons pas, sont dignes de quelque intérêt.

Bien que le mécanisme des divers phénomènes vocaux soit recouvert d'un voile qu'on ne pourra jamais soulever qu'imparfaitement, nous croyons cependant pouvoir dire que les cris et les autres inflexions vocales affectives sont, chez l'homme, composés de deux intonations distinctes, produites, avec leurs diverses modifications, par des efforts particuliers et des contractions exagérées de l'appareil vocal. Le son, qui est d'abord grave, devient subitement plus ou moins aigu et plus ou moins prolongé, et ces deux intonations presque simultanées dont la réunion forme le cri, présentent des intervalles toniques qui sont toujours semblables chez les individus se trouvant dans les mêmes conditions physiques et morales, mais qui changent à l'infini, selon l'expression et la douleur auxquelles les différents cris se rapportent. Il y a donc deux sons dans la formation du cri : le premier qui est très bref, et dont le diapason est aussi variable que le timbre naturel de la voix, se confond avec le second qui est plus prolongé, et qui correspond selon la nature du cri à la *tierce*, à la *quarte*, à la *quinte*, à *l'octave* de son congénère, ou enfin, ce qui a lieu le plus souvent, à une des notes aiguës du faucet. Nous ferons d'ailleurs remarquer que ce n'est pas seulement dans notre espèce que les cris sont formés par deux intonations, mais que presque tous les animaux vertébrés, ceux surtout qui ont été classés, comme l'homme, dans l'ordre des mammifères, font entendre des cris composés d'au moins deux sons offrant des accents et des intervalles qui diffèrent dans chaque espèce, mais qui sont invariables chez les individus de la même espèce et se trouvant impressionnés par les mêmes causes.

Pour faire mieux comprendre le résultat des observations que nous avons faites sur les différents cris, nous prendrons pour diapason ou point de départ, l'*ut* au-dessous des lignes d'une portée de la musique notée, en rappelant de nouveau que cette note, choisie pour tonique, peut changer selon les individus, mais qu'entre ce point de départ ou tout autre, les intervalles résultant des doubles sons qui forment les cris, sont presque toujours les mêmes, et peuvent être notés approximativement comme nous allons tâcher de le faire en commençant par les cris déterminés par l'application du feu.

CRI DÉTERMINÉ PAR L'APPLICATION DU FEU.

Nous avons eu souvent l'occasion d'observer que les cris causés par l'application du feu sont graves et profonds, et que le double son qui en résulte peut être représenté par l'*octave basse* et la *tierce*, par exemple l'*ut* que nous venons d'indiquer et le *mi* sur la première ligne. Le son vocal de ces cris est représenté par l'E muet et l'interjection *ah!*

N° 1. — CRI déterminé par l'application du feu.

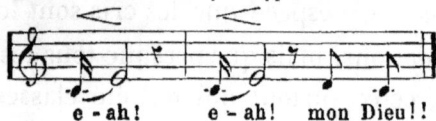

e - ah!   e - ah!   mon Dieu!!

CRI DÉTERMINÉ PAR L'ACTION D'UN INSTRUMENT TRANCHANT.

Les cris arrachés par l'action d'un instrument tranchant sont aigus et perçants, et peuvent être exprimés d'abord, par un son très rapide ou une *triple croche de l'octave du médium* qui serait à peu près le *sol*, sur la seconde ligne et presque en même temps, par un son aigu et prolongé, ou une *blanche* de l'octave du *faucet* qui donne le *sol* au-dessus de la portée. Les sons vocaux de ce cri sont : e, ah! e, ah! la, la.

N° 2. — CRI déterminé par l'action d'un instrument tranchant.

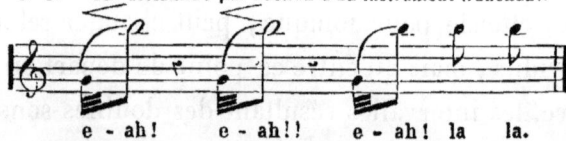

e - ah!   e - ah!!   e - ah! la   la.

CRI DES DOULEURS PULSATIVES.

Les cris qui résultent des douleurs pulsatives produites par une inflammation phlegmoneuse, un panaris, un furoncle, etc., présentent quatre sons presque d'égale durée; le plus bas est l'*octave*, le plus haut la *sixte* naturelle, puis baissée d'un demi-ton pour arriver à la *quinte*; le premier, qui est une double *croche*, correspond à l'*ut* pris pour diapason; le second, qui est une *noire*, correspond au *la naturel* dans la portée, et le troisième au *la bémol*, qui est une *croche* ainsi que le dernier finissant par la *quarte*, c'est-à-dire par le *sol* sur la seconde ligne. Les sons vocaux de ce cri désigné ordinairement sous le nom de *gémissement*, forment, pour la première note, la voyelle A, et, pour les trois autres, la syllabe *on* syncopée trois fois.

N° 3. — CRI DES DOULEURS PULSATIVES.

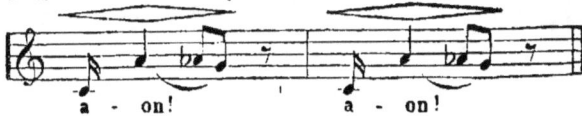

a - on!   a - on!

CRI DES DOULEURS LANCINANTES.

Le double son, résultant du cri des douleurs lancinantes déterminées par une névralgie faciale, un mal de dents, la goutte, un cancer à sa dernière période, etc., peut être représenté par une *triple croche*, par exemple, le *re*, sous la portée et par son octave, sur la quatrième ligne qui doit être plus prolongée et suivie d'une sorte de *trémolo*. Les sons vocaux de ce cri donnent les voyelles *A* et *O*:

N° 4. — CRI des douleurs lancinantes.

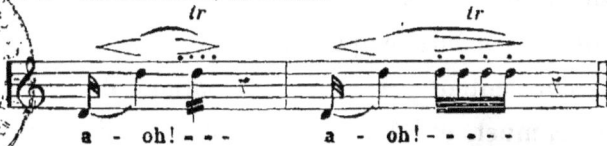

a - oh! - - -   a - oh! - - - - -

CRI DÉTERMINÉ PAR LES DOULEURS GRAVATIVES.

Le cri déterminé par les douleurs *gravatives*

8

qui accompagnent les coliques, les phlegmasies aiguës du péritoine, de la vessie, des viscères abdomi-
naux, certaines céphalalgies, etc., est assez bien
indiqué par trois sons du médium, le *sol* sur la
première ligne et le demi-ton suivant, c'est-à-dire
le *la* bémol, puis le *sol* naturel déjà indiqué ; le premier son est représenté par une *croche*, le second
par une *noire pointée*, et le troisième, qui est le même
que le premier, également par une *croche*. Les sons
vocaux de ce cri forment les voyelles E muet et la
syllabe nazale *un*.

N° 5. — CRI des douleurs gravatives.

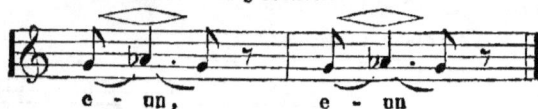

e - un,   e - un

CRI DE L'ACCOUCHEMENT.

Les douleurs de l'accouchement arrachent les cris
les plus aigus et les plus intenses de tous ; ils ont
une expression particulière bien connue et beaucoup
plus remarquable encore que celle des autres cris
dont nous venons de parler. Le double son qui les pro-
duit peut être représenté par l'*octave basse* et la *dix-
septième*, par exemple l'*ut* sous la portée et le *ré aigu*
du *faucet*.

Il semble que les douleurs atroces de l'accouchement élèvent le diapason naturel de la voix et aug-
mentent en même temps son étendue. Les voyelles
qui représentent les deux intonations de ce cri
sont l'E muet, et l'A , comme dans le cri déterminé
par l'action d'un instrument tranchant.

No 6. — Cri des douleurs de l'accouchement.

e - ah!   e - ah!

CRI DE LA COQUELUCHE.

Le cri très distinct qui, dans la toux spasmodique, caractérise spécialement la coqueluche, est assez bien reproduit par deux notes du premier registre, offrant entre elles l'intervalle d'une *quinte*, par exemple l'*ut* au-dessous de la première ligne et le *sol* sur la seconde. Le premier, très bref et saccadé, est une *triple croche*, et le second, qui est d'abord une *noirepointée*, puis une *croche* et une *double croche*, finit par s'unir au premier et par devenir, comme lui, une *triple croche*. Les sons vocaux de ce cri forment les deux syllabes *que* et *ot*. L'expression de *quinte de toux* vient, probablement, de l'observation qu'on a faite que certaines toux étaient composées de deux sons offrant entre eux l'intervalle d'une *quinte*.

No 7. — Cri de la coqueluche.

que-ot que-ot que-ot que-ot que-ot - - - - - -

CRI DU VAGISSEMENT.

Enfin, le *vagissement* ou voix native qui forme le seul langage des enfants du premier âge, et qui est composé des deux syllabes *ou in*, peut être représenté au moyen d'une *croche* et d'une *noire* pointée, séparées par l'intervalle d'une *octave*, par exemple le *sol* sur la seconde ligne et son *octave* au-dessus de la portée (1).

N° 8. — Cri natif ou vagissement.

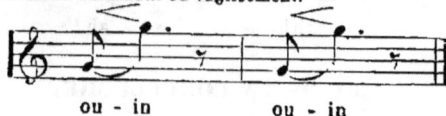

ou - in   ou - in

Si la connaissance des diverses intonations des cris résultant des douleurs physiques peut être utile aux pathologistes et aux médecins opérateurs, celle des cris des douleurs morales peut également offrir le plus vif intérêt non-seulement aux physiologistes, mais encore aux compositeurs de musique dramatique et aux artistes des théâtres comiques et tragiques. Ayant toujours présente à la mémoire l'échelle diatonique des passions et des affections vives et soudaines de l'âme, les musiciens parviendront plus facilement à faire de l'harmonie imitative et expressive, et les comédiens à varier et à reproduire d'une manière naturelle toutes les inflexions vocales qui se rapportent à la situation actuelle des personnages dont ils jouent le rôle. C'est cette connaissance, en quelque sorte instinctive chez les grands acteurs, qui faisait que *Talma* avait des intonations vocales aussi justes ! c'est à elle aussi que Mlle *Rachel* doit ses couronnes et ses applaudissements, ainsi que l'honneur d'avoir ressuscité, en France, le goût de la bonne tragédie.

Pour ne pas prolonger plus long-temps ces consi-

(1) *Aristote* ne voulait pas qu'on réprimât entièrement les cris des enfants nouveau-nés, parce qu'il les regardait comme une sorte d'exercice qui supplée aux autres mouvements.

dérations, nous allons nous borner à exprimer par des notes et à faire connaitre les intervalles qu'il y a entre les sons qui représentent les inflexions vocales affectives des douleurs morales, comme nous l'avons fait pour ceux des douleurs physiques.

CRI DE JOIE.

Le premier cri que nous allons tâcher de reproduire est celui de la joie, qui, comme la plupart des cris, est formé de deux *sons* dont, l'un bref et l'autre prolongé, présentent l'intervalle *d'une octave*, par exemple le *ré* sous la portée et la même note sur la quatrième ligne.

N° 9. — CRI de joie.

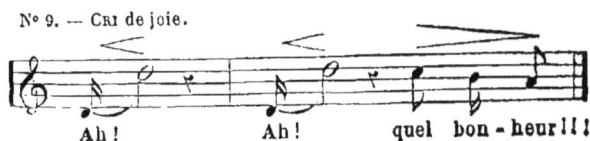

Ah !   Ah !   quel bon - heur!!!

CRI DE VIVAT.

Le cri de *vivat* est, comme le cri de joie, formé par deux sons; mais ils n'ont entre eux qu'un intervalle d'une note, par exemple le *ré* et le *mi*.

N° 10. — CRI de vivat.

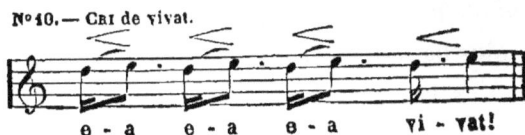

e - a   e - a   e - a   vi - vat!

CRI D'APPEL.

Les deux sons qui constituent le cri d'*appel*, offrent l'intervalle d'une neuvième, qui peut être représentée par le *ré* grave et le *mi* entre la quatrième et la cinquième ligne. Les sons vocaux qui le constituent, forment l'interjection *hola !!* et l'exclamation *ah !* Le premier son est bref et le second est prolongé.

N° 11. — Cri d'appel.

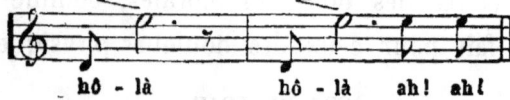

hô - là   hô - là   ah ! ah !

CRI D'EFFROI.

La double intonation, résultant du cri causé par une terreur vive et subite ou par un péril imminent, est le plus discord de tous : on peut l'exprimer par l'*ut* grave du violon, et le *si* aigu du *faucet* (1) qui semble faire en même temps un accord avec l'*ut* du médium.

N° 12. — Cri d'effroi.

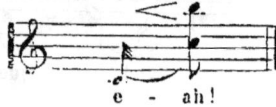

e - ah !

CRI DU SANGLOT.

Le cri du sanglot ou pleurs est formé d'abord par trois notes saccadées ou *trois triples croches* semblables, produites pendant l'inspiration, et ensuite par *une blanche,* portée à la *quinte mineure* ou six demi-tons plus haut et par *trois croches* saccadées correspondant à la *quarte.*

Les trois premiers sons peuvent être représentés

(1) C'est avec intention que nous écrivons *faucet* avec un *c,* au lieu de deux *ss;* nous n'admettons pas l'étymologie des lexicographes qui écrivent *fausset* comme venant de *faux,* opposé de *juste;* nous trouvons plus rationnel, et nous préférons, comme étant plus conforme à nos idées physiologiques sur le mécanisme du *faucet,* l'étymologie du latin *fauces, faucium,* la gorge, le gosier, qui n'attache aucune idée de *faux* aux sons aigus de la voix.

par trois *ré* sous la portée, le quatrième par un *la* bémol, et les derniers par trois *sol* sur la seconde ligne.

N° 13. — CRI du sanglot ou pleurs.

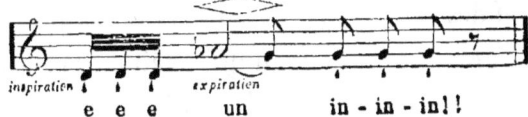

inspiration   *expiration*
e   e   e   un   in - in - in! !

CRI DU DÉGOUT.

Le cri du dégoût est formé par deux inflexions
vocales presque d'égale durée et présentant entre
elles l'intervalle d'une *quarte*, l'*ut* et le *fa*, par
exemple. Les sons vocaux de ce cri donnent l'articulation labiale *pou*, et l'exclamation *ah!*

N° 14. — CRI du dégoût.

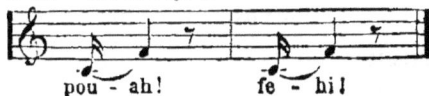

pou - ah !   fe - hi !

On voit, d'après ce que nous venons de dire, qu'il
serait jusqu'à un certain point possible de tracer la
gamme de toutes nos passions et de faire une échelle
diatonique des cris arrachés par la douleur. Il paraît
même que l'esprit d'invention qui tourmente les hommes et leur fait souvent concevoir les choses les plus
bizarres, les a déjà portés à former avec les cris des
animaux des orgues vivantes, au moyen desquelles on
est parvenu à exécuter des concerts d'une nature fort
étrange, et dont les faits suivants nous fournissent
des exemples. Dans la relation que *Don Juan Christoval Calvete de Estralla* a faite en langue espagnole
sur le voyage de PHILIPPE, prince de Castille, aux
Pays-Bas, et que le père *Ménestrier* a traduite en
français, telle que nous la rapportons, il est ques

d'une procession solennelle qui se fit à Bruxelles, en
l'année 1549, pendant l'octave de l'Ascension. Après
avoir dépeint les croix, les bannières, la marche des
prêtres et des religieux, « *Don Christoval* dit qu'on
« voyait un puissant taureau qui jetait du feu par ses
« cornes, entre lesquelles le diable était assis. Le con-
« ducteur du monstre était un enfant déguisé en loup,
« après lequel marchait *saint Michel* couvert d'armes
« brillantes, portant d'une main une épée et de l'au-
« tre une balance ; derrière l'archange roulait lente-
« ment un chariot sur lequel on voyait un homme
« déguisé en ours, qui touchait un orgue composé
« non de tuyaux comme tous les autres, mais d'une
« vingtaine de chats, enfermés séparément dans des
« caisses étroites, où ils ne pouvaient se remuer ; leurs
« queues, qui sortaient en haut, étaient liées par des
« cordons attachés au registre de l'orgue ; en sorte
« que l'ours pressant les touches, tirait les queues
« des chats, ce qui leur faisait miauler des tailles,
« des dessus, des basses, selon les airs qu'il voulait
« exécuter ; l'arrangement était si bien combiné
« que, de cette musique grotesque, il ne sortait pas
« un ton faux. Au son de cet orgue d'un nouveau
« genre, dansaient des enfants habillés en loups, en
« singes, en cerfs, etc. » Cette relation, qui a été également traduite par *Cahusac*, se trouve aussi con-
signée dans le *Dictionnaire de musique de l'Encyclo-
pédie méthodique*, ainsi que dans *les Mélanges de
Michaud*, les *Nuits Parisiennes*, l'*Année littéraire*

et plusieurs autres recueils qu'il est inutile d'indiquer.

Dans ses Annales d'Aquitaine, *Jean Bouchet* parle d'un autre concert du même genre, mais qui l'emporte encore par sa bizarrerie sur celui qui fut donné par les bons habitants de Bruxelles. D'après cet auteur, «*Louis XI* commanda un jour à l'abbé *de* « *Baigne*, homme de grand esprit et inventeur de « choses nouvelles quant aux instruments musi- « caux, qu'il lui fît quelque harmonie de *pourceaux*, « pensant qu'on ne le saurait jamais faire. L'abbé *de* « *Baigne* ne s'ébahit, mais lui demanda de l'argent « pour ce faire : lequel lui fut incontinent délivré, et « fit la chose aussi singulière qu'on avait jamais vue. « Car, d'une grande partie de pourceaux de divers « âges qu'il assembla sous une tente ou pavillon cou- « vert de velours (au-devant duquel pavillon y avait « une table de bois toute peinte, avec certain nom- « bre de marches), il en fit un instrument organi- « que, et ainsi qu'il touchait lesdites marches, avec « petits aiguillons qui piquaient les pourceaux, les « faisaient crier en tel ordre et consonnance que le roi « et ceux qui étaient avec lui y prenaient plaisir. » L'histoire de ces deux concerts, qui, comme on le pense bien, étaient plus bizarres qu'harmonieux, tend à prouver que les différents cris des animaux sont, comme ceux de l'homme, formés d'intonations diverses et d'intervalles appréciables qui constituent chez eux un langage naturel propre à reproduire le précis analytique de toutes les nuances de leurs sen-

sations. M. de *Pongerville*, le gracieux et savant inter-
prète de *Lucrèce*, a dit, d'après ce poète philosophe,
dans sa traduction du chant cinquième (*de Naturâ
rerum*) :

> . . . . . « des animaux la muette éloquence,
> « Par des sons variés, exprime tour à tour
> « Le plaisir, la douleur, la vengeance et l'amour. »

Nous concluons, d'après ce qui précède, que si,
comme l'a dit *Archigène* (1) il y a près de vingt siè-
cles, les langues seront toujours insuffisantes pour
exprimer les intonations des divers sentiments de
l'âme, il n'en est pas ainsi de la musique, qui peut
reproduire d'une manière assez précise les intervalles des sons vocaux formant les cris auxquels les
douleurs physiques et morales se rapportent. Il n'y a
donc pas de relations conventionnelles entre les inflexions vocales qui sont propres à chaque douleur,
mais bien des relations physiques qui sont toujours
invariables chez les individus de la même espèce et
se trouvant impressionnés de la même manière.

(1) Galen. de loc. affect. lib. 1, p. 251.

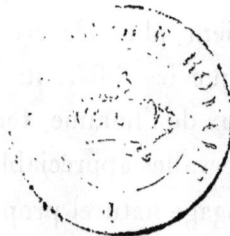

www.ingramcontent.com/pod-product-compliance
Lightning Source LLC
Chambersburg PA
CBHW070153200326
41520CB00018B/5389